Published By Nicholas Thompson

@ León Santos

Dieta Mediterránea: La Guía Para Principiantes
Para Crear Un Plan Y Ventajas Para La Salud

All Right RESERVED

ISBN 978-1-990666-99-5

I0096749

TABLE OF CONTENTS

Ensalada Sabrosa De Atún Con Limón

Ingredientes:

- 1 ralladura de limón

- 1 jugo de limón fresco

- 3 cucharadas de aceite de oliva

- ½ taza de perejil fresco picado

- 1 cucharadita de ajo picado

- 1 pimiento morrón picado

- ½ cebolla picada

- 15 oz de atún

- ½ taza de garbanzos

- 1 pepino

- ½ taza de aceitunas

- Pimienta y sal

Direcciones:

1. Pepino, en rodajas, aceitunas, cortado por la mitad.
2. Atún, garbanzos, escurridos.
3. Mezcle el atún, las aceitunas, el ajo, los garbanzos, la ralladura de emon, el pepino, la cebolla y el pimiento hasta que estén bien combinados.
4. Rocíe con aceite de oliva y jugo de limón.
5. Espolvorea pimienta y sal al gusto.
6. Adorne con perejil.
7. Sirve y disfruta.

Sopa De Zanahoria, Espinacas Y Frijoles

Ingredientes:

- 1 cebolla picada

- 1 zanahoria picada

- 1 tallo de apio picado

- 2 tazas de espinacas tiernas

- 42 oz lata de frijoles blancos

- 2 dientes de ajo

- 1 cucharada de aceite de oliva

- 1/2 cucharadita de orégano

- 1 cucharadita de tomillo seco

- 6 tazas de caldo de verduras

- Pimienta y sal

Direcciones:

1. Ajo, picado, frijoles, escurridos y enjuagados.
2. Caliente el aceite en una olla a fuego medio-alto.
3. Agregue el sofrito y la cebolla hasta que se ablanden.
4. Agregue tomillo, zanahorias, apio, orégano, ajo, pimienta y sal.
5. Cocine por 2 minutos.
6. Agregue el caldo y los frijoles, revuelva bien y deje hervir.
7. Baje el fuego y cocine a fuego lento durante unos 15 minutos.
8. Agregue las espinacas y revuelva hasta que las espinacas se ablanden.
9. Sirve y disfruta.

Lomo De Cerdo Con Salsa De Manzana Y Estragón

Ingredientes:

- 2 dientes de ajo picados.

- 2 tazas de vinagre de sidra de manzana.

- ½ cucharadita de sal.

- 1/8 cucharadita de pimienta negra recién molida.

- 2 cucharaditas de estragón fresco picado.

- 1 cucharada de aceite de oliva.

- 1 lomo de cerdo.

- 2 manzanas medianas sin corazón y en rodajas.

- 1 cucharada de mantequilla sin sal.

Direcciones:

1. Precaliente el horno a 400°F.

2. En una sartén grande apta para el horno, a fuego medio, calentar el aceite de oliva. Cuando el aceite esté brillante, añade el solomillo de cerdo y cocínalo durante unos 8 minutos, dándole la vuelta de vez en cuando, hasta que se dore por todos los lados.

3. Añada las rodajas de manzana y coloque la sartén en el horno. Hornee durante unos 20 minutos, hasta que la carne de cerdo alcance una temperatura interna mínima de 145°F. Coloque la carne de cerdo en una tabla de cortar para que se enfríe durante 5 minutos. Transfiera las manzanas a un plato y apártelas.

4. Vuelva a poner la sartén a fuego medio con cuidado y añada la mantequilla. Cuando la mantequilla esté derretida, añada el ajo y cocine hasta que esté fragante, 1 minuto.

Añada el vinagre de sidra de manzana y utilice una cuchara de madera para raspar los trozos de cerdo del fondo de la sartén. Lleve la mezcla a ebullición, luego reduzca el fuego y cocine a fuego lento durante 2 minutos, hasta que los sabores se combinen. Añada la sal, la pimienta y el estragón, y remueva para incorporarlos. Apague el fuego.

5. Cortar el solomillo de cerdo enfriado en rodajas finas y volver a ponerlo en la sartén. Añada las manzanas y remuévalas para cubrirlas uniformemente. Pasar a una fuente y servir caliente.

Chuletas De Cerdo Con Miso Y Ajo

Ingredientes:

- 2 cucharaditas de jengibre fresco picado.

- 1 diente de ajo, picado.

- 4 (5 onzas) chuletas de lomo deshuesadas.

- Spray de cocina o 1 cucharada de aceite de oliva.

- 1/3 de taza de miso blanco.

- 1/3 de taza de sake.

- 1/3 de taza de mirin.

Direcciones:

1. En un bol grande, mezcle el miso, el sake, el mirin, el jengibre y el ajo hasta obtener una pasta suave.

2. Añadir las chuletas de cerdo y darles la vuelta para cubrir todos los lados con el glaseado.

3. Dejar marinar en la nevera durante al menos 30 minutos o hasta la noche.

4. Unte una sartén con aceite en aerosol y caliéntela a fuego medio.

5. Alternativamente, cepille las rejillas de una parrilla al aire libre con el aceite de oliva.

6. Cuando la sartén o la parrilla estén calientes, cocine las chuletas de cerdo de 3 a 5 minutos por cada lado, hasta que alcancen una temperatura interna de 145°F.

Melocotones Asados Y Crostini De Yogur Griego

Ingredientes:

- Nuez moscada molida - 1 pizca

- Canela molida - 1 pizca

- Melocotones - 3, sin corazón y cortados en rodajas finas

- Jugo de naranja - 3 cdas.

- Crostini/Rebanadas de baguette francés - 8, tostadas

- Yogur griego - 1/3 de taza

- Queso crema - 6 oz. ablandado

- Cáscara de una naranja

- Azúcar - 1/3 taza

- Mitades de pacana picadas - ¼ de taza

- Miel para rocear

Direcciones:

1. Mezcle el azúcar, la ralladura de naranja, el queso crema, el yogur, la nuez moscada y la canela en un procesador de alimentos.
2. Mezcle hasta que quede esponjoso.
3. Colóquelo en un tazón y refrigérelo hasta que esté listo para usar.
4. Precaliente el horno a 425F.
5. En un recipiente, mezcle el jugo de naranja y los melocotones.
6. Seque ligeramente los melocotones con palmaditas.
7. Forre una bandeja para hornear con pergamino y coloque los melocotones.
8. Hornee durante 20 a 25 minutos a 425F.

9. Unte las rebanadas de baguette con la mezcla de yogur y cubra con nueces picadas y dos rebanadas de los melocotones asados.

10. Rocíe un poco de miel sobre cada crostini y sirva.

Tarta De Ricotta De Naranja

Ingredientes:

- Extracto de vainilla - ½ tsp.

- Huevos - 3

- Harina para todo uso - 1 ½ taza

- Polvo de hornear - 2 cdtas.

- Salt - ¾ tsp.

- Azúcar granulada - ¾ de taza

- Azúcar de confitería para espolvorear

- Mantequilla para la sartén

- Azúcar moreno - ½ taza

- Agua - 1 cda.

- Cáscara de 2 naranjas, 1 rebanada

- Ricotta parcialmente descremada - 1 ½ taza

- Aceite de oliva extra virgen - ¼ de taza, más 2 cdas.

Direcciones:

1. Precaliente el horno a 325F.
2. Engrase una bandeja para hornear de 9 pulgadas con mantequilla (en la parte inferior y en los lados) y luego cubra la parte inferior con un papel de pergamino.
3. Derretir el azúcar morena en el agua para hacer una pasta espesa y pastosa. Untar el fondo del molde con la mezcla.
4. Coloque las rebanadas de naranja en la parte inferior de la sartén (encima de la capa de azúcar).
5. Bata el aceite de oliva, el ricotta y la vainilla en un tazón. Uno a la vez, agregue los huevos y bata para mezclar.

6. Tamizar la harina, la sal y el polvo de hornear directamente sobre los INGREDIENTES: húmedos. Bata para mezclar.

7. Mezclar la cáscara de naranja y el azúcar y añadir a la mezcla. Mezclar de nuevo la masa para combinarla bien.

8. Vierta la masa en la sartén preparada y hornee en el horno hasta que un palillo de dientes salga limpio (cuando se inserte en el centro), aproximadamente 45 minutos.

9. Revisar el pastel a los 40 minutos. El pastel puede durar hasta 1 hora. El tiempo depende del horno.

10. Enfríe, corte y sirva.

Tarallucci

Ingredientes:

- 2 huevos

- 1 cucharada de miel o licor Marsala

- 1 saco de levadura

- 1 pizca de sal

- 500 g de harina 00

- 200 g de azúcar

- 100 g de mantequilla

Direcciones:

1. Trabaja la mantequilla y el azúcar hasta que consigas una crema bien batida.

2. Mezclar y añadir la miel (Licor de Marsala) y una pizca de sal y por último añadir la levadura y poco a poco la harina.

3. Trabaja hasta obtener una masa homogénea.

4. En este punto, extienda una hoja de pasta de unos 5 mm de alto y corte las galletas con un vaso o un cortador de galletas redondo.

5. Ahora cepíllalos con huevo batido y hornéalos en el horno a 180° durante 10 minutos en una bandeja de hornear enmantecada.

Panecillos (Muffin) Con Chispas De Chocolate

Ingredientes:

- 200 g de azúcar

- 200 ml de leche

- 1 sobre de polvo de hornear

- 1 sobre de vainillina

- 3 huevos

- 1 pizca de sal

- 1/2 media cucharadita de bicarbonato

- 190 g de mantequilla

- 100 g de chispas de chocolate

- 380 g de harina 00

Direcciones:

1. Enciende el horno a 180°, deja que la mantequilla se ablande a temperatura ambiente, añade el azúcar y bate los INGREDIENTES: durante unos minutos hasta que la mezcla esté cremosa.

2. Descascarar los huevos y añadirlos uno a uno a la mezcla de mantequilla y azúcar, batiéndolos uno a uno.

3. En este punto se añade la leche tibia y se continúa batiendo hasta que la consistencia sea suave, hinchada y homogénea.

4. Mientras tanto, mezclar y colar en un bol aparte la harina, la levadura, la vainillina (estos dos últimos INGREDIENTES: se pueden sustituir por un sobre de levadura de vainilla), el bicarbonato de sodio y la sal y una vez bien mezclados todos los INGREDIENTES: añadirlos poco a poco a la mezcla hasta que todo esté cremoso y sin grumos.

5. Finalmente, añadan 80 g. de chispas de chocolate, reservando los 20 g. restantes que utilizarán para decorar la superficie de sus magdalenas antes de ponerlas en el horno.

6. En este punto se pone toda la masa, con la ayuda de una cuchara, en los moldes de papel, colocados en el interior de la bandeja de hornear para las magdalenas, hasta que se llenen hasta el borde; una vez terminada esta operación se distribuyen las gotas de chocolate reservadas en la superficie.

7. Ahora que has cubierto todos los panecillos con trozos de chocolate ponlos en el horno durante unos 20-25 minutos sin abrir el horno antes de 20 minutos.

8. Tan pronto como las magdalenas estén doradas, apague el horno y déjelas reposar en el horno durante unos 5 minutos. Finalmente, quítenlos y déjenlos enfriar a temperatura ambiente.

Aderezo Para Ensalada De Pimienta Y Limón

Ingredientes:

- taza de aceite de oliva virgen extra

- 2 cucharadas de vinagre

- 1 cucharada de edulcorante no calórico

- 2 cucharaditas de condimento de pimienta de limón

Direcciones:

1. Combine todos los INGREDIENTES: en una coctelera de aderezo para ensaladas y agite bien para mezclar. Rociar sobre la ensalada.

Un Gran Aderezo Para Ensaladas

Ingredientes:

- 1¼ cucharaditas de chalota picada

- 1 cucharadita de edulcorante no calórico

- ¾ taza de aceite de oliva virgen extra

- taza de vinagre de sidra de manzana

- 1¼ cucharaditas de mostaza Dijon

- Sal y pimienta recién molida al gusto

Direcciones:

1. Batir el vinagre, la mostaza, la chalota y el edulcorante en un tazón pequeño.
2. Agregue aceite de oliva y sal y pimienta al gusto y vuelva a batir.

3. Deje reposar durante 15 minutos antes de usar para mezclar sabores. Rociar sobre la ensalada.

Receta Fácil De Rollos De Sushi

Ingredientes:

- Cortadonueces,dos

- Cucharada

- Pimienta, la necesaria

- Cilantro, media taza

- Repollo rojo, media taza

- Repollo verde, media taza

- Sal, un cuarto de cucharadita

- Cubitos de atún, media libra

- Jengibre molido,acuarto

- Cucharilla

- Arroz cocido, una taza

- Salsa de pescado, una cucharada

- Salsa de soya, un cuarto de taza

- Envolturas de wonton, según sea necesario

- Aderezo fácil para ensaladas, media taza

Direcciones:

1. Cocina tus trozos de atún.
2. Triture los trozos de atún y coloquelos en un tazón.
3. Mezcla todos los INGREDIENTES: para formar una pasta.
4. Agregue su mezcla en los envoltorios de wonton y envuelvelos en un rollo.
5. Puede servir sus rollos con salsa de soja o salsa de pescado si lo desea.
6. Tu plato está listo para ser servido.

Receta Fácil De Salmón Teriyaki

Ingredientes:

- Mezcla de especias, una cucharadita

- Cebolla, una taza

- Trozos de salmón, media libra

- Ahumadopimentón,mitad cucharilla

- Cilantro picado, según sea ecesario

- Picadoajo,dos cucharada

- Picadojengibre,dos

- cucharada

- Jugo de limón, media taza

- Mantequilla, dos cucharadas

- Hierbas frescas, una cucharada

- Tomates picados, una taza

- Salsa teriyaki, una taza

Direcciones:

1. Toma una sartén grande.
2. Agregue la mantequilla y las cebollas.
3. Cocine las cebollas hasta que se vuelvan suaves y fragantes.
4. Agregue el ajo picado y el jengibre.
5. Cocine la mezcla y agregue los tomates en ella.
6. Agregue las especias y las hierbas frescas.
7. Cuando los tomates estén listos, agregue los trozos de salmón.
8. Mezcla los INGREDIENTES: con cuidado y tapa la sartén.
9. Agregue la salsa teriyaki al final y cocine por cinco minutos.
10. Cuando esté listo, sírvelo.

11. Agregue hierbas frescas encima. Tu plato está listo para ser servido.

Pavo Relleno Con Radicchio Y Ciruelas

Ingredientes:

- Romero

- Sal al gusto

- Pimienta según sea necesario.

- 2 dientes de ajo

- 1 kg de pechuga de pavo

- 1 manojo de achicoria roja

- 4-5 ciruelas secas

- Aceite de oliva virgen extra

Direcciones:

1. Con ayuda de un cuchillo, corta a lo largo hasta el pecho para que tenga forma de "libro abierto".

2. Cortar por separado en trozos pequeños y lavar el radicchio, colocarlo en una sartén y saltear con una cucharada de aceite de oliva virgen extra.

3. Picar las ciruelas.

4. Coloque la achicoria y las ciruelas pasas sobre la pechuga de pavo abierta y pimienta (opcional).

5. En este punto, cierra tu libro con hilo de cocina en dos o tres lugares para mantener todo el relleno adentro.

6. Sazone con sal y pimienta por fuera también, teniendo cuidado de colocar una ramita de romero entre la cuerda.

7. Es importante drogar el pavo relleno también por fuera para hacerlo más sabroso y

apetecible. Sentirás que el sabor del romero marcará la diferencia.

8. Colocar el trozo de pavo relleno en una sartén antiadherente con una ronda de aceite de oliva virgen extra y dos dientes de ajo escalfados.

9. Cocine inicialmente a fuego alto, cuando esté dorado, continúe cocinando durante aproximadamente una hora a fuego lento, dándole la vuelta de vez en cuando.

10. Si es necesario, espolvorear con un cucharón de caldo de verduras casero.

Besugo Mediterráneo

Ingredientes:

- 100 g de aceitunas negras sin hueso

- 200 g de tomates cherry

- Tomillo al gusto

- 1 cucharada de alcaparras saladas

- 700 g de besugo (2 piezas)

- 30 g de aceite de oliva virgen extra

- Sal al gusto

- Pimienta negra al gusto

- 2 dientes de ajo

Direcciones:

1. Para hacer el besugo mediterráneo, empieza por limpiar el pescado: coge cada besugo, córtale las aletas con unas tijeras y procede a pelarlo con la herramienta adecuada o con la hoja de un cuchillo, pasándolo varias veces de la cabeza a la cola.

2. Ahora con las tijeras haga un corte en el vientre del pescado desde la cola hasta la cabeza y extraiga las vísceras internas, luego enjuague el besugo con agua corriente para limpiarlo de todos los residuos tanto por dentro como por fuera.

3. Rellenar cada besugo con las hierbas: ramitas de tomillo fresco, 1 diente de ajo pelado cada una, y finalmente salpimentar.

4. Tome una fuente para horno, rocíe el fondo con aceite de oliva, coloque los dos besugos rellenos, luego lave los tomates cherry y córtelos por la mitad, distribúyalos en la

sartén alrededor de los dos besugos, luego enjuague cuidadosamente las alcaparras con agua corriente para quitar el exceso de sal y añadirlos a la dorada, añadir también las aceitunas negras sin hueso, perfumadas con un par de ramitas de tomillo fresco y rociar la dorada con un chorrito de aceite de oliva; por último sazonar con sal.

5. Cocine ahora el besugo mediterráneo en un horno estático precalentado a 200 °C durante 25-30 minutos.

6. Cuando esté cocido, saca el besugo mediterráneo del horno y sírvelo con tomates cherry y aceitunas.

Ensalada De Garbanzos Con Menta

Ingredientes:

- 8 oz de tomates cherry partidos por la mitad

- 15 oz de garbanzos enlatados, escurridos y enjuagados 6 oz de queso feta desmenuzado

- 6 oz de guisantes cortados en cuartos y recortados

- 2 cucharadas de peppadew picado

- 3 oz de rúcula bebé

- 1/3 taza de menta fresca picada

- 1 chalota picada

- 5oz lavash

- 1/2 cucharadita de azúcar

- 1/4 tazajugo de limón

- 7 cucharadas de aceite de oliva

Direcciones:

1. Precaliente el horno a 350 grados Fahrenheit con una rejilla en la posición central.
2. Hornee un lavash durante 5 minutos, luego deje enfriar.
3. Batir el jugo de limón en un tazón pequeño junto con el azúcar y la chalota; deje reposar 10 minutos, luego agregue la menta y el aceite de oliva.
4. En un tazón grande, mezcle la vinagretacon tomates, garbanzos y guisantes.
5. Crumble lavash sobre la parte superior.
6. Agregue la rúcula, los pimientos,y queso feta, y revuelva para mezclar todo bien. Atender.

Pimienta Panzanella

Ingredientes:

- 1 cucharada de jugo de limón

- 1/4 taza de albahaca fresca picada

- 2 tazas de tomates cherry partidos por la mitad

- 1 diente de ajo picado

- 1/4 taza de aceite de oliva

- 3 pimientosde cualquier color, en cuartos

- 1 pieza de pan ciabatta partido

Direcciones:

1. Ase a la parrilla o ase los pimientos para que se doren por el lado de la piel durante unos 5

minutos, luego voltéelos y áselos a la parrilla o a la parrilla durante 2 minutos más.

2. Asa o asa a la parrilla el pan ciabatta para tostarlo por ambos lados. Cubite el pan y colócalo en un tazón grande.

3. Corte los pimientos en dados y agréguelos al tazón; agregue la albahaca y los tomates.

4. En un tazón pequeño separado, mezcle el jugo de limón, el aceite de oliva y el ajo. Rocíe sobre la ensalada; sacudida.

5. Dejar reposar 20minutos antes de servir.

Picadillo De Garbanzos

Ingredientes:

- 1 cucharada de perejil picado

- 1 zanahoria cortada en cuadraditos

- 1 rama de apio cortada en cuadraditos

- ½ cebolla picada

- 1 diente de ajo picado

- ½ taza de caldo de verduras

- 2 huevos

- 425 gramos de garbanzos escurridos, enjuagados y secados

- 3 cucharadas de aceite de oliva

- ½ cucharadita de sal

- 2 cucharaditas de pimentón

- Pimienta a gusto

Direcciones:

1. Calentar 2 cucharadas de aceite de oliva en una sartén a fuego moderado. Agregue los garbanzos y la sal. Cocine por 10 minutos y revuelva constantemente.
2. Retire los garbanzos de la sartén y colóquelos en un recipiente con el pimentón y el perejil. Revuelva
3. En la misma sartén coloque 1 cucharada de aceite de oliva agregue la zanahoria, el apio, la cebolla y el ajo y sofría por 5 minutos.
4. Incorpore a esta sartén los garbanzos y mezcle bien. Agregue el caldo de verduras, revuelva ocasionalmente y cocine hasta que el caldo se evapore.
5. En una sartén prepare los huevos fritos con aceite de oliva.

6. Sirva los garbanzos con los huevos encima.

Tortilla De Calabacín

Ingredientes:

- ¼ taza de calabacín picado

- ¼ taza de pimiento rojo picado

- 2 cucharadas de cebolla picada

- 6 huevos

- ½ taza de leche

- Sal y pimienta a gusto

- 1 taza de queso Cheddar rallado

Direcciones:

1. Pre-caliente el horno a 375F (190C).
2. Batir los huevos , la leche y agregar sal y pimienta a gusto. Agregar el queso , el calabacín, y la cebolla y mezclar bien.

3. Coloque en una fuente para horno y cocine por 20 o 25 minutos.

4. Puede utilizar una fuente de molletes y hacer 6.

Mozzarella En Carro

Con Frijoles

Ingredientes:

- 8 rebanadas de Pan Carré

- 4 Rebanadas De Muzzarella

- 2 huevos, 150 ml bechamel

- Sal al gusto, Pimienta la necesaria

- Aceite de semilla al gusto

Direcciones:

1. Primero, bate los huevos en un bol con una pizca de sal para que los INGREDIENTES: se mezclen.

2. Empieza a componer tu mozzarella en Carrozza, coloca una rebanada de pan en un plato, unta una capa de bechamel por encima,

añade una rodaja de mozzarella y cierra con otra rebanada de pan untada con bechamel Tritura ligeramente las rebanadas para que se adhiera bien con el mozzarella y cubra todo con cuidado primero en la mezcla de huevo y luego en el pan rallado para que queden completamente cubiertos Haga la misma operación para todas las rebanadas de mozzarella y luego caliente abundante aceite de semillas en una sartén antiadherente.

3. Cuando el aceite esté caliente, freír la mozzarella en Carrozza hasta que esté dorada. Retire del fuego y coloque sobre una superficie forrada con toallas de papel para que el exceso de aceite se seque y sirva. ¡Disfrute de su comida!

Bruschetta Alla Romana

Ingredientes:

- 1 manojo de albahaca

- Aceite de oliva virgen extra al gusto

- Sal al gusto

- Pimiento rojo al gusto

- 8 rebanadas de pan casero

- 4 tomates cobrizos firmes y maduros

- 2 dientes de ajo

Direcciones:

1. Lavar los tomates y escaldarlos en agua hirviendo con sal Pelarlos, cortarlos por la mitad y quitarles las semillas Luego cortarlos en cubos y pasarlos a un bol Aliñarlos con

aceite de oliva virgen extra al gusto y
espolvorear con sal rosa y pimienta rosa
Añadir las hojas de albahaca lavadas, secas y
picadas Tapar el bol y dejar reposar durante
60 minutos Encender el grill del horno y tostar
las rebanadas de pan por ambos lados 2
minutos por lado Pelar los dientes de ajo y
frotar todas las rebanadas de pan Repartir por
la tomates sazonados y servido.

2. Ahora puedes disfrutar de la bruschetta
   romana. ¡Disfrute de su comida!

Pancakes De Yogur Griego Con Moras Y Bayas

Ingredientes:

- ¼ cucharadita de sal

- 3 c. De Yogur Griego sin grasa, dividido por la mitad

- Aceite de oliva extra virgen 3 T.

- ½ c. De leche descremada

- 1 ½ c. De Arándanos u otras bayas de su elección

- 1 ¼ c. de harina (preferiblemente de trigo integral)

- 2 cucharaditas de Levadura en polvo

- 1 cucharadita de bicarbonato de sodio

- ¼ c. de azúcar

Direcciones:

1. Dentro de un tazón para mezclar, agregue todos los siguientes INGREDIENTES: harina, sal, polvo para hornear y soda.

2. Combínelos todos juntos con un batidor.

3. Dentro de un tazón diferente, agregue el aceite, el azúcar, 1 ½ c. del yogur, y la leche. Use un batidor para mezclarlos hasta que quede suave vigorosamente.

4. Combinar suavemente las dos mezclas (de la etapa 1 y la etapa 2) juntos.

5. Use una cuchara para formar una masa suave.

6. Para una opción, revuelva suavemente en las bayas. De lo contrario, dejarlos fuera y utilizarlos para un topping al servir.

7. Caliente una sartén o una plancha para panqueques.

8. Realice la prueba rociando agua sobre la superficie caliente: si las gotas de agua chisporrotean en la superficie, está lista.

9. Rocíe la superficie caliente con aceite en aerosol antiadherente.

10. Vierta la masa, ¼ c. a la vez, sobre la superficie de cocción.

11. Cuando las burbujas en la superficie húmeda se abren y dejan orificios pequeños, revise los bordes inferiores para ver si están dorados, luego gire el panqueque (use una espátula ancha).

12. Coloque los panqueques en un plato en un horno caliente hasta que esté listo para servir.

13. Servir con el resto del yogur griego y las bayas (a menos que las incorpore en la masa). ¡Es Delicioso!

Ensalada De Remolacha Con Camarones

Ingredientes:

- ½ c. de hinojo en rodajas finas

- ½ c. de La cebada cocida

- 4 onzas de Camarones cocidos, pelados (frescos o congelados y descongelados)

- 2 cucharadas de aceite de oliva extra virgen

- 1 cucharada de Vinagre de vino (rojo o blanco, su preferencia)

- ½ cucharadita de mostaza (preferiblemente Dijon)

- ½ cucharadita de chalota picada

- ¼ de cucharadita de pimienta molida

- 1/8 de cucharadita de sal

- 2 c. De Rúcula

- 1 c. De berro

- 1 c. De Cuñas de remolacha cocidas (que generalmente se encuentran con otras verduras preparadas en el area de productos de su supermercado)

- ½ c. De Cintas de calabacín (vea el paso 1 para la Direcciones:)

Direcciones:

1. Para hacer cintas de calabacín, use un pelador de verduras para cortar un calabacín entero a lo largo y delgado.

2. En un plato, coloque el berro, los gajos de remolacha, la rúcula, las cintas de calabacín, el hinojo, el camarón y la cebada.

3. Agregue los siguientes INGREDIENTES: a un tazón o botella pequeña: sal, pimienta,

mostaza, chalote picado, aceite de oliva y vinagre de vino.

4. Combine con un batidor en un tazón o agite en una botella cerrada hasta que esté bien mezclado.

5. Rociar aderezo sobre la ensalada y a disfrutar!

Ensalada De Atún, Frijoles Blancos, Tomates

Ingredientes:

- ½ cucharadita de sal

- ¼ de taza de cebolla

- ½ pimiento

- 2 tomates

- ½ cucharadita de ajo picado

- ½ taza de aceitunas

- Lata de 14 oz de frijoles blancos

- 6 oz lata de atún

- 2 cucharadas de perejil fresco picado

- 1 cucharada de jugo de limón fresco

- ½ cucharadita de orégano seco

- ¼ taza de aceite de oliva

- ½ cucharadita de pimienta

Direcciones:

1. Cebolla, pimiento morrón, tomates cortados en cubitos.
2. Aceitunas, en cuartos.
3. Atún, frijoles blancos, enjuagados y escurridos.
4. Mezcle aceite de oliva, ajo, jugo de limón, orégano, pimienta y sal y reserve.
5. Agregue todos los INGREDIENTES: al tazón para mezclar.
6. Mezclar hasta que esté bien combinado.
7. Sirve y disfruta.

Sopa De Calabaza

Ingredientes:

- 2 tazas de calabaza moscada picada

- 1 1/2 cucharadita de jengibre fresco picado

- 3 tazas de acelgas

- 1/2 taza de chirivías

- 5 oz de garbanzos

- 1/2 cucharadita de comino molido

- 1 cucharadita de cúrcuma molida

- 1 cucharada de aceite de oliva

- 1/2 cucharadita de sal

- 6 tazas de caldo de verduras

- 1 cucharada de perejil picado

- 1 taza de cebolla picada

- 15 oz de tomates en lata

- 1 cucharada de vinagre de sidra de manzana

Direcciones:

1. Acelgas, al vapor y picadas, chirivías, en rodajas, garbanzos, enjuagados.
2. Caliente el aceite en una cacerola a fuego medio-alto.
3. Agregue las chirivías, la cebolla y la calabaza y cocine hasta que la cebolla se ablande.
4. Agregue la cúrcuma, el comino, el ajo, el jengibre y la sal y cocine por un minuto.
5. Agregue el caldo y los tomates, revuelva bien y deje hervir.
6. Encienda el fuego a medio y cocine a fuego lento durante unos 10 minutos.
7. Agrega los garbanzos y las acelgas y cocina por 2 minutos.

8. Retire la olla del fuego, agregue el vinagre y revuelva bien.

9. Adorne con perejil. 10. Sirve y disfruta.

Carne De Cerdo A La Mostaza Con Miel Y Peras

En Cocción Lenta

Ingredientes:

- 1 lomo de cerdo deshuesado (2 libras), sin grasa.

- 2 peras, peladas, descorazonadas y cortadas en rodajas finas.

- 1 cucharada de maicena.

- 2 cucharadas de agua.

- ¼ de taza de mostaza de miel casera.

- 1/3 de taza de caldo de pollo bajo en sodio.

- ½ cucharada de sal.

- ¼ de cucharadita de pimienta negra recién molida.

Direcciones:

1. En un bol pequeño, bata la mostaza con miel, el caldo, la sal y la pimienta.

2. Colocar la carne de cerdo y las peras en la olla de cocción lenta.

3. Vierte la mezcla de miel y mostaza por encima.

4. Tapar y cocinar a fuego alto durante 3-4 horas o a fuego lento durante 6-8 horas.

5. Saque el cerdo de la olla de cocción lenta, conservando las peras y el líquido, y páselo a una tabla de cortar para que se enfríe durante 10 minutos, y luego córtelo en rodajas finas.

6. En un bol pequeño, bata la maicena y el agua.

7. En una sartén mediana a fuego medio, calentar las peras y el líquido de la olla de cocción lenta.

8. Añade la mezcla de maicena y sigue batiendo durante unos 3 minutos, hasta que la mezcla espese.

9. Sirve las lonchas de cerdo cubiertas con la salsa caliente, o congélalas para más tarde.

10. Para congelar, guarde la carne de cerdo enfriada en un recipiente apto para el congelador durante un máximo de 2 meses.

11. Para descongelar, refrigere toda la noche. Recaliente en una cacerola a fuego medio durante 5-10 minutos, hasta que la carne de cerdo y la salsa se calienten.

12. Las porciones individuales pueden recalentarse en el microondas a potencia alta durante 1½ minutos.

Chuletas De Cerdo Con Arándanos En Cocción Lenta

Ingredientes:

- 1½ taza de arándanos frescos o congelados.

- ½ taza de zumo de manzana.

- ¼ de taza de vinagre balsámico.

- 2 cucharadas de miel.

- 4 (5 onzas) chuletas de cerdo deshuesadas.

- ½ cucharadita de sal.

- ¼ de cucharadita de pimienta negra recién molida.

- 1 cebolla cortada en rodajas finas.

Direcciones:

1. Sazone ambos lados de las chuletas de cerdo con la sal y la pimienta.
2. En una olla de cocción lenta, añade las chuletas de cerdo, la cebolla y los arándanos.
3. En un bol pequeño, bata el zumo de manzana, el vinagre balsámico y la miel. Vierta sobre las chuletas de cerdo.
4. Tapar y cocinar a fuego alto durante 3 horas o a fuego lento durante 6 horas.
5. Servir caliente o congelar para más tarde.
6. Para congelar, guarde las chuletas de cerdo enfriadas con la salsa en un recipiente apto para el congelador durante un máximo de 2 meses.
7. Para descongelarlas, refrigérelas toda la noche.
8. Recaliente las chuletas de cerdo y la salsa en una cacerola a fuego medio-alto durante unos 10 minutos.

9. También puede recalentar las chuletas individuales con la salsa en el microondas a potencia alta durante unos 2 minutos.

Baklava

Ingredientes:

- Canela molida - 2 cdas.

- Clavo de olor molido - 1 pizca grande

- Masa de filo - 16 oz. descongelada

- Mantequilla sin sal - 18 cdas. derretida

- Pistachos sin cáscara - 6 oz. picados (reservar de 3 a 4 cucharadas para adornar)

- Nueces - 6 oz. picadas

- Avellanas - 6 oz. picadas

- Azúcar - ¼ de taza

Jarabe de miel

- Azúcar - ¾ de taza

- Agua fría - 1 taza

- Miel - 1 taza

- Extracto de naranja - 1 cda.

- Clavo de olor entero - 5

- Jugo de 1 limón

Direcciones:

1. En un tazón, combine los pistachos, los clavos molidos, la canela y el azúcar ¼-de taza. Revuelva para mezclar.
2. Precaliente el horno a 350F.
3. Engrase un molde para hornear con mantequilla derretida. Coloque una lámina de hojaldre en la bandeja para hornear. Unte con mantequilla y doble el exceso.
4. Repita con hojas de filo y mantequilla hasta que haya consumido 1/3 del paquete de filo.

Distribuya uniformemente la mitad de la mezcla de nueces sobre la hoja superior.

5. Ponga otro tercio de las hojas de filo encima (unte cada una con mantequilla) y esparza la mitad restante de la mezcla de nueces sobre la capa superior.

6. Poner en capas el resto de las láminas de filo. Recortar el exceso de filo y untar la capa superior con más mantequilla.

7. Corte ½-pulgada de profundo, en líneas diagonales y haga 1 ½-pulgadas piezas de diamante.

8. Hornee en un molde bajo hasta que se dore, de 45 minutos a 1 hora. Inserte un pincho y compruébelo. Comprueba la baklava a mitad de cocción.

9. Mientras tanto, haga el jarabe de miel: añada el azúcar y el agua en una cacerola, caliente y revuelva de vez en cuando hasta que el azúcar se disuelva.

10. Añada los clavos de olor enteros, la miel y el extracto de naranja.

11. Deje hervir, baje el fuego y cocine a fuego lento por 25 minutos. Retirar y enfriar.

12. Retirar los clavos enteros y añadir el zumo de limón.

13. Retire el baklava del horno y vierta el sirope enfriado encima.

14. Deje a un lado para que el jarabe se absorba.

15. Cortar la baklava unas horas más tarde.

Tarta De Zanahoria

Ingredientes:

- Polvo de hornear - 1 ½ cdta.

- Sal - ½ tsp.

- Canela molida - 4 cdtas.

- Cardamomo molido - ½ tsp.

- Jengibre molido - ¼ tsp.

- Zanahorias finamente ralladas - 2 tazas

- Dátiles Medjool - 6, deshuesados y finamente picados

- 1/3 de taza de nueces picadas

- Azúcar en polvo para espolvorear

- Aceite de oliva extra virgen

- Yogur griego bajo en grasa - ½ taza

- Leche con 2% de grasa reducida - 1/3 de taza

- Miel oscura - ½ taza

- Huevos - 3

- Harina de trigo integral - 2 ¼ de taza

Direcciones:

1. Precaliente el horno a 350F.
2. Bata la leche, el yogur y el aceite de oliva en un tazón. Uno a la vez, agregue los huevos y bata para combinar.
3. Bata las especias, la harina, el polvo de hornear y la sal en otro recipiente.
4. Añadir lentamente los INGREDIENTES: secos a los húmedos. Mezclar.
5. Doble las zanahorias y mezcle para combinarlas. A continuación, añada nueces y dátiles. Mezclar.

6. Forre una bandeja para hornear cuadrada de 9 pulgadas con papel de pergamino y vierta la masa en la bandeja.

7. Hornee en el horno durante 1 hora a 350F. Compruébelo con un palillo de dientes.

8. Enfriar completamente y espolvorear con azúcar en polvo.

9. Cortar en cuadrado y servir.

Panecillos (Muffin) Con Corazón De Chocolate

Ingredientes:

- 1 sobre de polvo de hornear

- 1 sobre de vainillina

- 2 huevos enteros y una yema

- 1 pizca de sal

- 1 punta de bicarbonato

- 180 g de mantequilla

- 380 g de harina 00

- 200 g de azúcar

- 250 ml de leche

Direcciones:

1. Coge una bandeja para los cubitos de hielo y llénalos de nuez y ponlos en el congelador durante unas 3 horas.

2. Una vez que las horas terminen, empieza a hacer la masa de las magdalenas.

3. Enciende el horno a 180°, deja que la mantequilla se ablande a temperatura ambiente, añade el azúcar y bate los INGREDIENTES: durante unos minutos hasta que la mezcla esté cremosa.

4. Descascarar los huevos y añadirlos uno a uno a la mezcla de mantequilla y azúcar, batiéndolos uno a uno.

5. En este punto se añade la leche tibia y se continúa batiendo hasta que la consistencia sea suave, hinchada y homogénea.

6. Mientras tanto, mezclar y colar en un bol aparte la harina, la levadura, la vainillina (estos dos últimos INGREDIENTES: se pueden

sustituir por un sobre de levadura de vainilla), el bicarbonato de sodio y la sal y una vez bien mezclados todos los INGREDIENTES: añadirlos poco a poco a la mezcla hasta que todo esté cremoso y sin grumos.

7. En este punto se pone toda la mezcla, con la ayuda de una cuchara, en los moldes de papel, colocados dentro de la bandeja de hornear para las magdalenas, hasta que se llenen hasta el borde; una vez completada esta operación se hunde ligeramente en cada magdalena la bola de chocolate que mientras tanto, se habrá sacado del congelador.

8. Ahora ponlos en el horno durante unos 20-25 minutos sin abrir el horno antes de 20 minutos.

9. Tan pronto como las magdalenas estén doradas, apague el horno y déjelas reposar en el horno durante unos 5 minutos.

10. Finalmente, sáquelos y déjelos enfriar a temperatura ambiente.

Aderezo Siciliano

Ingredientes:

- ½ taza de perejil fresco picado

- 1 cucharadita de orégano

- ¼ taza de agua

- taza de aceite de oliva virgen extra Jugo de 1 limón

- 2 dientes de ajo fresco, en rodajas

Direcciones:

1. Llevar el agua a ebullición y verter en un bol. Agregar aceite de oliva y batir.

2. Agregue jugo de limón, ajo, perejil y orégano, y vuelva a batir hasta que esté bien mezclado.

3. Coloque la mezcla en una caldera doble y cocine por 5 minutos adicionales, revolviendo constantemente.

4. Úselo como aderezo para pescado o déjelo enfriar y sírvalo sobre una ensalada.

Pesto De Pistacho Picante

Ingredientes:

- ¼ taza de pistachos tostados en seco

- Sal y pimienta recién molida al gusto

- ⅓ taza de aceite de oliva virgen extra

- ¼ taza de queso parmesano fresco rallado

- pimiento rojo picante pequeño, sin semillas

- 3 dientes de ajo fresco, pelados

- 2 pimientos rojos dulces medianos, asados

Direcciones:

1. En un procesador de alimentos combine el pimiento picante, el ajo, los pimientos rojos y los pistachos.

2. Sazone con sal y pimienta y pulse mientras agrega aceite de oliva poco a poco hasta que tenga una consistencia suave.

3. Transfiera a un tazón y mezcle con queso parmesano.

4. Esta salsa es un gran aderezo para el pescado.

Bacalao Al Vapor Con Aceitunas Verdes Y Tomates Cherry

Ingredientes:

- 8 ramitas de tomillo

- 5 g de pimienta negra en granos

- pimienta blanca al gusto

- sal al gusto

- 600 g de bacalao

- 250 g de tomates cherry

- 200 g de aceitunas verdes

- 1 ralladura de limón sin tratar

Direcciones:

1. Para preparar el bacalao al vapor con aceitunas verdes y tomates cherry, empieza limpiando el pescado: para esta receta necesitarás 3 bacalaos de unos 200 g cada uno.

2. Enjuague el bacalao con agua corriente y frote con el raspador apropiado para escalar (también puede usar la hoja de un cuchillo). Colóquelo sobre una tabla de cortar y corte la panza con un cuchillo pequeño o unas tijeras comenzando por la parte final haciendo un corte no muy profundo hasta hacer correspondencia con la cabeza para extraer las vísceras.

3. Luego enjuague bien el interior del pescado con agua corriente para eliminar los residuos y la sangre, luego colóquelo nuevamente en una tabla de cortar y con unas tijeras alise las aletas dorsales, corte las aletas laterales y las de la parte final del vientre.

4. Ahora corta la cabeza justo debajo de las branquias y la cola para eliminar estas partes, luego corta el cuerpo del bacalao en trozos y colócalos en un platillo.

5. A continuación, prepara la vaporera para la cocción al vapor: llénala hasta la mitad con agua y cuando se haya calentado, añade las ramitas de tomillo, la ralladura de limón sin tratar y los granos de pimienta.

6. En cuanto hierva el agua, colocamos encima la cesta de la vaporera y cuando esté caliente añadimos los bocaditos de bacalao (si no disponemos de vaporera podemos utilizar una olla grande y un colador de aluminio).

7. Verter en el cestillo los tomates cherry previamente lavados y las aceitunas verdes. Sazone al gusto con sal y pimienta blanca en polvo.

8. Cubra los bocados de bacalao con una tapa para facilitar la cocción al vapor y cocine

durante unos 5-6 minutos o hasta que la
carne esté blanca y tierna.

9. A continuación, apaga el fuego y retira con
cuidado la cesta para servir tu bacalao con
tomates cherry y aceitunas verdes para servir
caliente.

Scamorza En Florete Estilo Mediterraneo

Ingredientes:

- 30 g de alcaparras

- Aceite de oliva virgen extra al gusto

- Sal al gusto

- Pimienta negra al gusto

- 4 ramitas de romero

- 500 g de scamorza ahumada

- 230 g de tomates cherry

- 70 g de aceitunas taggiasca

Direcciones:

1. Para preparar la scamorza mediterránea en papel de aluminio, empieza por los tomates cherry.

2. Enjuágalas y luego córtalas en 4 o 6 partes según el tamaño, recógelas poco a poco en un colador colocado dentro de un bol. Déjalos unos minutos, de esta forma perderán parte de su agua.

3. Mientras tanto, cuida el queso ahumado, córtalo en rodajas, y luego en tiras, de estas obtienes cubos de aproximadamente 1,5 cm.

4. Escurrir los tomates cherry y verterlos en un recipiente y luego agregar las aceitunas sin hueso.

5. Añadir las alcaparras, sal, pimienta y un chorrito de aceite.

6. Mezclar bien antes de añadir el queso ahumado en dados y remover una vez más para mezclar todo.

7. Recorta 4 cuadrados de papel pergamino y reparte porciones más o menos iguales entre ellos.

8. Perfuma cada paquete con 1 ramita de romero dividida en 2-3 mechones y dobla el paquete para formar una pequeña bolsa para sujetar con hilo de cocina.

9. Cuando haya cerrado todos los paquetes, transfiéralos a una cacerola y cocínelos en un horno estático precalentado a 160 °C durante unos 20 minutos.

10. Pasado el tiempo, sirve inmediatamente tus sobres de scamorza mediterránea y buen provecho.

Ensalada De Tomate Y Sandía

Ingredientes:

- 1 pepino cortado en cubitos

- 3 oz feta

- 1 cucharada de jugo de limón

- 1 cucharada de aceite de oliva

- 2 tazas de tomates cherry partidos por la mitad

- 2 oz de rúcula bebé

- 2 tazas de sandía sin semillas cortada en cubitos 1/4 taza de hojas de albahaca frescas y cortadas

Direcciones:

1. En un tazón grande, combine los tomates con la rúcula, el pepino, la sandía, la albahaca y el queso feta.

2. En un tazón pequeño separado, bata el jugo de limón con aceite de oliva. Rocíe el aderezo sobre la ensalada.

3. Sacudidapara cubrir suavemente. Atender.

Ensalada De Pepino

Ingredientes:

- 2 cucharada de menta fresca picada

- 2 cucharadas de vinagre de vino tinto

- Cucharada de aceite de oliva

- 1/2 taza de cebolla morada en rodajas finas

- 1/ 2 libras de pepinos partidos por la mitad

- 2 cucharadas de eneldo fresco picado

- 1 cucharadita fresca picadaorégano 1/2 taza de queso feta desmenuzado

Direcciones:

1. Corte los pepinos en dadospequeños trozos

2. Mezcle los pepinoscon menta, eneldo, cebolla, orégano y vinagre en un tazón grande.

3. Rocíe con aceite de oliva y mezcle nuevamente para cubrir. Servir con queso feta espolvoreado por encima.

Sopa De Vegetales Tuniciana

Ingredientes:

- 2 cucharadas de aceite de oliva

- 1 cebolla picada

- 1 apio picado

- 3 dientes de ajo picado

- 1 taza ½ de caldo de gallina

- ½ taza de puré de tomate

- 2 tazas de pasta (cabellos de ángel)

- 2 tazas de frijoles

- 1 tazas de garbanzos

- 3 cuartos de agua

- Sal y pimienta a gusto

Direcciones:

1. Remojar los frijoles y los garbanzos en agua durante toda la noche (si quiere puede utilizar garbanzos en lata)

2. El día siguiente cocinar los frijoles en agua durante unos 45 minutos

3. En una sartén a fuego moderado colocar el aceite de oliva y cuando esté caliente agregar la cebolla, el apio y los dientes de ajo.

4. Una vez que las cebollas se vuelvan transparentes agregar el caldo y el puré de tomate y un poco del agua de los frijoles.

5. Revolver los INGREDIENTES:, agregar los frijoles y los garbanzos. Revolver

6. Agregar la pasta y cocinar por unos 10 minutos más hasta que la pasta este cocida

Sopa Minestrones Con Zapallos Y Papas

Ingredientes:

- 2 tazas de setas blancas cortadas en trocitos

- 2 papas peladas y cortadas en cuadraditos

- 1 cuarto de caldo de gallina

- 2 zapallos largos cortados en cuadraditos

- ½ taza de aceite de oliva

- 2 cebollas medianas

- 4 dientes de ajo

- Sal y pimienta a gusto

Direcciones:

1. En una cacerola para sopa colocar el aceite de oliva a fuego moderado.

2. Agregue la cebolla y el ajo y revuelva por unos minutos

3. Añada las setas y suba el fuego. Cocine hasta que las setas eliminen el liquido y el mismo se evapore

4. Agregue las papas, el caldo y sazone con sal y pimienta a gusto. Cocine hasta que las papas estén tiernas.

5. Agregue los zapallitos largos y cocine por unos minutos

6. Sirva

Bresaola Con Limón

Ingredientes:

- 1 Tomate Tomate

- Pimienta la necesaria

- Rodajas de limón al gusto

- 200 g Bresaola

- 1 limón

- 1 cucharada de Aceite de Oliva Virgen Extra

Direcciones:

1. Primero exprimir el limón y filtrar el jugo por un colador de malla fina Agregar el aceite y la pimienta y mezclar hasta formar una emulsión bien integrada Disponer las láminas de bresaola en una fuente de servir y sazonar con la emulsión Poner un tomate cherry en forma

de estrella en el centro del plato para decorar y unas rodajas de limón fresco, y aquí está tu plato listo en unos minutos. ¡Disfrute de su comida!

Mousse De Salmón

Ingredientes:

- Eneldo picado al gusto

- Sal al gusto

- Pimienta la necesaria

- 50 g de salmón ahumado

- 125 gr de ricotta

- 50 ml de Crema

Direcciones:

1. Primero, escurre el exceso de leche de la
   ricota en el refrigerador toda la noche, al día
   siguiente, corta el salmón ahumado en trozos
   pequeños con la ayuda de un cuchillo, todo
   hasta que la mezcla esté suave, prueba y
   sazona con sal y pimienta al gusto, revuelve

por un unos minutos más y luego vierte la nata en un bol.

2. En otro bol monta la nata a punto de nieve (para más información de cómo montar la nata pincha aquí) y añádela a la crema de salmón y ricotta.

3. Mezcla con ayuda de una espátula y licuar todo.

4. Deje que el mousse se endurezca en el refrigerador durante aproximadamente media hora antes de servir. ¡Disfrute de su comida!

Sándwich Italiano Con Vegetales

Ingredientes:

- 2 cucharadas de vinagre balsámico

- 1 cucharadita de orégano

- 1 baguette, aproximadamente de 20 "de largo, grano entero si es posible

- 2 rebanadas de queso provolone, cortado por la mitad

- 2 c. de lechuga romana, desmenuzada

- ¼ c. de pepperoncini (opcional, para especias)

- ¼ c. De Cebolla roja, en rodajas finas, anillos separados.

- 1 lata de corazones de alcachofas, enjuagados, rebanados

- 1 tomate roma, cortado en cubitos

- 1 cucharada de aceite de oliva extra virgen

Direcciones:

1. Coloque los aros de cebolla en un recipiente con agua fría y déjelos a un lado mientras prepara el resto del sándwich.

2. En un tazón mediano, coloque los siguientes INGREDIENTES: : tomate, corazones de alcachofa, orégano, aceite, vinagre.

3. Corte la barra de pan en cuatro porciones equivalentes, luego divídalos horizontalmente.

4. Saque alrededor de la mitad de los pedazos de pan.

5. Escurrir las cebollas del agua y secar.

6. Para el ensamblaje de sándwich: coloque una media rebanada de queso en la mitad inferior de una porción de baguette, luego cubra con ¼ de la mezcla de tomate y alcachofa.

7. Coloque ¼ de la lechuga y la pepperoncini encima, luego coloque la mitad superior de la baguette sobre el sándwich.

8. Servir inmediatamente después de ensamblar. ¡A Disfrutar!

Pasta De Tomate Y Queso Ricotta Entero

Ingredientes:

- 8 a 10 tomates del tamaño de un cóctel, cortados en cuartos

- Sal y pimienta molida, tanto como se desee.

- 2 c de hojas frescas de espinacas

- 1/3 c. De albahaca fresca, en rodajas

- ½ taza de queso parmesano, rallado

- 1 taza de queso ricotta

- 8 onzas de pasta corta integral (como macarrones de codo, conchas medianas o mariposas)

- 1/3 de taza de aceite de oliva extra virgen

- 3 dientes de ajo, finamente picados

Direcciones:

1. Cocine la pasta en agua hirviendo durante aproximadamente 1 minuto menos que las Direcciones: del paquete, por lo que la pasta es "al dente".

2. Escurrir, pero primero reservar ¼ c. de pasta de agua.

3. Coloque una sartén grande para saltear en una estufa.

4. Poner a fuego medio y calentar el aceite.

5. Añadir el ajo, luego bajar el fuego un poco más.

6. Revuelva y cocine el ajo durante cinco minutos, observando para asegurarse de que no se queme, luego agregue los tomates.

7. Espolvoree pimienta y sal si lo desea. Cocine unos 2-3 minutos adicionales hasta que los tomates estén calientes.

8. En la sartén con los tomates y el ajo, agregue la pasta cocida y las espinacas.

9. Use pinzas o una cuchara grande para tirar hasta que la espinaca comience a marchitarse suavemente.

10. Luego incluya la albahaca, el queso parmesano y más sal y pimienta si lo desea.

11. Agregue un poco de agua de la pasta (1-2 cucharadas) o más aceite de oliva si la pasta parece estar seca en este punto.

12. Rematar la pasta dejando caer cucharadas de queso ricotta encima y servir. ¡A Disfrutar!

Ensalada De Pollo Con Mayonesa

Ingredientes:

- 1 cucharada de perejil

- 1 cucharada de eneldo

- 2 cucharadas de cebolla

- ¼ taza de aceitunas

- ¼ taza de pimientos rojos asados

- ¼ de taza de pepinos

- ¼ de taza de apio

- ¼ taza de queso feta desmenuzado

- 3 cucharadas de mayonesa

- ¼ de taza de yogur griego

- ½ cucharadita de cebolla en polvo

- ½ cucharada de jugo de limón

- 1 ½ tazas de pollo cocido

- Pimienta y sal

Direcciones:

1. Pollo, perejil, eneldo, picado.
2. Cebolla, aceitunas, pimientos rojos asados, pepinos, apio, cortados en cubitos.
3. Agregue todos los INGREDIENTES: en el tazón para mezclar y mezcle hasta que estén bien combinados.
4. Espolvorea pimienta y sal al gusto.
5. Sirve y disfruta.

Ensalada Refrescante De Limón Y Sandía

Ingredientes:

- 1 cucharada de albahaca fresca

- 1 cucharada de perejil fresco

- 1 cucharada de orégano

- 4 oz de queso feta desmenuzado

- 4 tazas de sandía

- 1 cucharada de jugo de limón fresco

- 1 ralladura de limón

- 3 cucharadas de aceite de oliva

- 3 tazas de rúcula fresca

- 1 cucharada de menta fresca

- Pimienta y sal

Direcciones:

1. Menta, albahaca, perejil, orégano picado.

2. Sandía, cortada en cubos de 1 pulgada.

3. Mezcle jugo de limón, ralladura de limón, aceite de oliva, orégano, perejil, albahaca y menta.

4. Agregue rúcula, sandía y queso desmenuzado y mezcle hasta que esté bien cubierto.

5. Espolvorea pimienta y sal al gusto.

6. Sirve y disfruta.

Pollo Y Aceitunas

Ingredientes:

- 2 cucharadas de aceite de oliva.

- ½ taza de caldo de pollo.

- Zumo de 1 limón.

- 1 taza de cebolla roja picada.

- 1 y ½ taza de tomates, cortados en cubos.

- ¼ de taza de aceitunas verdes deshuesadas y cortadas en rodajas.

- 4 pechugas de pollo, sin piel y sin hueso.

- 2 cucharadas de ajo picado.

- 1 cucharada de orégano seco.

- Sal y pimienta negra al gusto.

- Un puñado de perejil picado.

Direcciones:

1. Calienta una sartén con el aceite a fuego medio-alto, añade el pollo, el ajo, la sal y la pimienta y dóralo durante 2 minutos por cada lado.

2. Añadir el resto de los INGREDIENTES:, remover, llevar la mezcla a fuego lento y cocinar a fuego medio durante 13 minutos.

3. Repartir la mezcla en los platos y servir.

Pollo Al Horno

Ingredientes:

- 1 cucharada de vinagre de vino tinto.

- ½ taza de alcachofas en lata, escurridas y picadas.

- 1 cebolla roja, cortada en rodajas.

- 1 libra de pasta fusilli integral, cocida.

- ½ taza de alubias blancas enlatadas, escurridas y enjuagadas.

- ½ taza de perejil picado.

- 1 taza de mozzarella rallada.

- 1 y ½ libras de muslos de pollo, sin piel, deshuesados y cortados en cubos.

- 2 dientes de ajo picados.

- 1 cucharada de orégano picado.

- 2 cucharadas de aceite de oliva.

- Sal y pimienta negra al gusto.

Direcciones:

1. Calienta una sartén con la mitad del aceite a fuego medio-alto, añade la carne y dórala durante 5 minutos.

2. Engrasar una bandeja de horno con el resto del aceite; añadir el pollo dorado, y el resto de los INGREDIENTES: excepto la pasta y la mozzarella.

3. Repartir la pasta por todas partes y mezclar suavemente.

4. Espolvoree la mozzarella por encima y hornee a 425°F durante 25 minutos.

5. Dividir el horneado entre los platos y servir.

Pollo Y Alcachofas

Ingredientes:

- 6 onzas de tomates secos, picados.

- 3 cucharadas de alcaparras, escurridas.

- 2 cucharadas de zumo de limón.

- 2 libras de pechuga de pollo, sin piel, sin hueso y en rodajas.

- Una pizca de sal y pimienta negra.

- 4 cucharadas de aceite de oliva.

- 8 onzas de corazones de alcachofa asados en lata, escurridos.

Direcciones:

1. Calentar una sartén con la mitad del aceite a fuego medio-alto; añadir las alcachofas y el

resto de INGREDIENTES: excepto el pollo, remover y saltear durante 10 minutos.

2. Pasar la mezcla a un bol, calentar de nuevo la sartén con el resto del aceite a fuego medio-alto, añadir la carne y cocinarla durante 4 minutos por cada lado.

3. Vuelva a poner la mezcla de verduras en la sartén, revuelva, cocine todo durante 2-3 minutos más, reparta en los platos y sirva.

Dulce A Las Manzanas

Ingredientes:

- 1 huevo

- 70 g de azúcar molido

- 3 cucharadas de crema

- 2 cucharadas de mermelada

- 1 disco de pasta de corteza corta ya desplegado

- 3 manzanas

- Polvo de canela

Direcciones:

1. Ponga la pasta de masa quebrada ya enrollada en un molde agrio y perfore el fondo con un tenedor.

2. Mientras tanto, bate el huevo con el azúcar, la crema y una pizca de canela.

3. Vierta esta mezcla en el fondo de la pasta.

4. Pele las manzanas y córtelas en rodajas no muy grandes y distribúyalas en forma radial en el molde de la torta y cepíllelas con la mermelada.

5. Hornea a 180° durante unos 35 minutos.

Cannoli Siciliani

Ingredientes:

- 1 clara de huevo

- 20 g de polvo de cacao

- 200 g de harina 0

- 20 g de azúcar

Direcciones:

1. Mezcla la harina, la mantequilla derretida a temperatura ambiente, 20 g. de azúcar, 1 clara de huevo y cacao en polvo.

2. Una vez que la masa esté firme, se enrolla en el molde especial y se fríe.

3. Después de haber obtenido las pieles de los cannoli, llénelas con la ricota obtenido amasando la ricota fresca, la leche y los chocolates.

116

Salsa De Pasta Con Sardina

Ingredientes:

- 1 lata (3.75 onzas) de sardinas en aceite de oliva

- 2 dientes de ajo fresco, prensados Hojuelas de chile rojo picado al gusto

- 8-10 aceitunas negras pequeñas, picadas en trozos grandes

- Taza de aceite de oliva virgen extra

- taza de cilantro fresco finamente picado Sal y pimienta recién molida al gusto

Direcciones:

1. Combine todos los INGREDIENTES: y mezcle hasta que las sardinas se rompan en pedazos pequeños.

2. Mezcle con la pasta cocida de su elección. Agregue sal y pimienta al gusto y sirva.

Salsa De Pesto De Albahaca

Ingredientes:

- 1 cucharadita de jugo de limón

- Pizca de sal

- 4 dientes de ajo fresco

- ½ Taza de aceite de oliva virgen extra, cantidad dividida

- ¼ Taza de queso parmesano rallado

- Taza de piñones, tostados

- 2½ tazas de hojas de albahaca fresca

- ¼ taza de queso Pecorino Romano rallado Pimienta recién molida al gusto

Direcciones:

1. En una sartén pequeña, tueste los piñones a fuego medio durante 1 o 2 minutos.

2. Retirar del fuego y dejar de lado. Cortar las hojas de albahaca en tiras.

3. Combine el jugo de limón, la sal y el ajo en un mortero y triture hasta obtener una pasta.

4. Agregue los piñones y continúe machacando hasta que las nueces estén molidas.

5. Agregue tiras de albahaca unas pocas a la vez, moliéndolas gradualmente en la mezcla de nueces.

6. Agregue un chorrito de aceite de oliva y mezcle hasta que la pasta se suelte.

7. Agregue ambos quesos rallados, pimienta al gusto y el aceite de oliva restante según sea necesario para obtener la consistencia deseada.

8. La salsa se puede mantener refrigerada durante unos días si se almacena en un frasco con una tapa que cierre bien.

9. Si hace esto, agregue una pequeña cantidad de aceite de oliva encima de la salsa.

10. Sin embargo, el pesto es mejor si se usa inmediatamente.

11. Esta salsa da para mucho: una cucharada de pesto es todo lo que se necesita para dar sabor a minestrone, verduras, pollo a la parrilla, pescado o pasta.

Ensalada Templada De Patata Y Pulpo

Ingredientes:

- 2 hojas de laurel

- 1 ramita de perejil

- Pimienta negra al gusto

- 60 g de aceite de oliva virgen extra

- Sal al gusto

- 1 kilo de pulpo

- 1 kilo de papas

- 60 g de jugo de limón

Direcciones:

1. Para preparar la ensalada templada de pulpo y patata, puedes empezar por las patatas:

coloca una cacerola grande llena de agua fría en el fuego y sumerge las patatas, previamente bien lavadas, con la piel por dentro: tendrán que cocerse unos 30- 40 minutos desde el momento de la ebullición (valdrá la prueba del tenedor para comprobar la cocción: si se introducen sin resistencia están listas).

2. Puede reducir los tiempos de cocción a la mitad cocinando las papas en una olla a presión.

3. Mientras tanto, ocúpese de limpiar el pulpo: gire y vacíe la cabeza, retire el diente ubicado en el centro de los tentáculos con un cuchillo pequeño y luego retire los ojos; luego enjuague muy bien con agua corriente. (Si utiliza un pulpo fresco, le recomendamos golpearlo con un martillo para secar la carne y luego hacerlo más tierno; alternativamente, o

después de batir, puede decidir congelarlo por un par de días).

4. En otra cacerola, echamos abundante agua, añadimos las hojas de laurel y llevamos a ebullición.

5. Una vez que llegue a ebullición, sumerja solo los tentáculos del pulpo en el agua hirviendo en la sartén por unos momentos y levante el pulpo.

6. Repita esta operación 2-3 veces o hasta que los tentáculos estén bien rizados. Luego sumerja el pulpo entero en el agua, cubra con la tapa y cocine por 50 minutos a fuego medio.

7. Para una cocción óptima, recuerda que por cada 500 gramos de pulpo se tardan unos 20-25 minutos.

8. Mientras tanto, cuando las patatas estén cocidas, escúrralas y pélelas, con cuidado de no quemarlas, y córtelas en cubos de 2-3 cm.

9. Manténgalos calientes a un lado. Preparar la citronette: verter el jugo de limón exprimido en una botella de cocción, agregar el aceite de oliva salpimentar y cerrar con el dosificador especial, luego agitar la botella para mezclar.

10. Lavar y picar finamente el perejil.

11. Tan pronto como el pulpo esté listo, escúrrelo, déjalo enfriar por 10 minutos y luego colócalo en una tabla de cortar para cortarlo en pedazos pequeños, divídelo por la mitad, corta la cabeza y separa los tentáculos del cuerpo central, luego corta todo. en trozos de unos 2-3 cm.

12. Vierta el pulpo en un tazón grande, agregue los dados de patata calientes, aliñar la ensalada con la citronette aromatizada con perejil picado y revuelva suavemente para dar sabor.

13. La ensalada templada de pulpo está lista para llevar a la mesa.

Pollo Siciliano

Ingredientes:

- 2 dientes de ajo

- 2 chiles frescos

- hinojo silvestre al gusto

- 300 g de vino rosado

- 300 g de agua

- aceite de oliva virgen extra al gusto

- 1 kg de pollo en trozos

- 150 g de tomates Pachino

- 50 g de aceitunas negras sin hueso

- 30 g de alcaparras en escabeche

- sal al gusto

Direcciones:

1. Para hacer el pollo a la siciliana, lava y seca los tomates cherry, luego córtalos por la mitad y resérvalos.

2. Retire el tallo de los pimientos, córtelos para extraer las semillas y luego córtelos en rodajas finas.

3. Caliente el aceite de oliva en una sartén, agregue los dos dientes de ajo sin pelar y los chiles y saltee por un par de minutos, luego agregue el pollo.

4. Dorar las piezas de pollo durante 2-3 minutos por lado a fuego medio, luego agregar los tomates cherry, las aceitunas, las alcaparras y perfumar con hinojo silvestre.

5. Desglasar con el vino, dejar evaporar y verter el agua.

6. Cubra con la tapa y continúe cocinando durante 25 minutos a fuego lento.

7. Pasado este tiempo, añade la parte restante del hinojo y sigue cocinando sin tapar durante 15-20 minutos a fuego medio, removiendo de vez en cuando. Una vez cocidos, retirar los dientes de ajo pochados y salpimentar si es necesario.

8. Sirva su pollo siciliano bien caliente.

Filete De Solla A La Sorrentina

Ingredientes:

- 25 g de aceite de oliva virgen extra

- 3 ramitas de orégano

- sal al gusto

- pimienta negra al gusto

- 20 g 00 harina

- 5 hojas de albahaca

- 250 g de solla (4 filetes)

- 1 diente de ajo

- 400 g puré de tomate

- 30 g de aceitunas negras sin hueso

Direcciones:

1. Para preparar el filete de solla sorrentina, cortamos las aceitunas negras en rodajas y ponemos al fuego una sartén antiadherente con aceite y un diente de ajo.

2. Vierta el puré de tomate y las aceitunas en rodajas, ajustando con sal y pimienta.

3. Cocine durante 10 minutos a fuego lento, revolviendo ocasionalmente con una espátula.

4. Mientras tanto, cuida los filetes de solla. Picar el orégano, verter la harina en una bandeja, agregar el orégano picado, salpimentar y mezclar todo con una cucharadita.

5. Pase los filetes por harina, presionando bien con los dedos para que el empanado se adhiera bien por ambos lados, luego coloque una sartén con aceite en la estufa; cuando el aceite esté caliente, dore los filetes durante 2 minutos por cada lado, volteándolos por

ambos lados con unas pinzas de cocina para una cocción uniforme.

6. Una vez listo, apaga el fuego, luego coloca los filetes aún calientes en la salsa de tomate y aceitunas que has preparado previamente.

7. Cuece durante 2 minutos y termina añadiendo unas hojas de albahaca: tu filete de solla sorrentina está listo para servir y degustar.

Ensalada De Frijoles

INGREDIENTES:

- 1 taza de conserva blancafrijoles, escurridos y enjuagados

- 1 taza de radicchio rallado

- 1/4 taza picadoalbahaca fresca

- 3/4 taza de piñones tostados

- 1 taza de hinojo picado

- 3 tazas de farro

- 1/3 taza de vinagre de vino tinto

- 1/2 taza de aceite de oliva

- 1/2 taza negra picadaaceitunas

- 1 cucharadita ralladura de limón

- 1 taza de corazones d'alcachofa envasadosen aceite

Direcciones:

1. Enjuague y escurra el farro, luego hiérvalo en 7 tazas de agua a fuego alto; reduzca a fuego lento y cocine por 30 minutos. Escurrir farro.

2. Coloque el farro en una bandeja para hornear y rocíe con 1 cucharada de aceite de oliva; revuelva para cubrir.

3. En un tazón pequeño, mezcle lentamente el aceite restante con el vinagre, luego agregue las aceitunas y la ralladura de limón.

4. Mezcle farro con hinojo, alcachofas, frijoles, achicoria,albahaca, piñones y 1/2 taza de vinagreta.

5. Servir con más vinagreta.

Sopa Pistou

Ingredientes:

- 1 litro ½ de agua

- ¼ Cucharadita de pimentón

- Sal y pimienta a gusto

- 1 papa cortada en cuadraditos

- ½ Taza de pasta de caracoles

- 2 zapallitos largos cortados en cubitos

- 1 taza de tomate cortado

- ½ Taza de queso de cabra cortadito en cuadraditos

- 2 tazas ½ de hojas de albahaca

- 3 dientes de ajo

- 1/3 taza de aceite de oliva

- 2 cucharadas de aceite de oliva (extra)

- 2 tazas de cebollas picadas

Direcciones:

1. Agregar los INGREDIENTES: en una licuadora, mezclarlos hasta que queden uniformes

2. Sirva

3. Este batido puede ser refrigerado por 2 días

Sopa De Habas A La Menta

Ingredientes:

- Jugo de 1 limón

- 4 tazas de caldo de verduras

- Sal y pimienta a gusto

- 2 cucharadas de hojas de menta picadas

- 1 kilo y ½ de habas

- ½ Taza de aceite de oliva

- 12 chalotes cortados en rodajas

Direcciones:

1. Cocine las habas
2. Caliente el aceite de oliva en una cacerola para sopa a fuego moderado.
3. Agregue los chalotes y cocines por 2 minutos.

4. Agregue las habas, el jugo de limón y el cardo de verduras y cocine hasta que hierva.

5. Baje el fuego y condimente con sal y pimienta.

6. Coloque la mitad de la sopa en un procesador y muela.

7. Coloque esta sopa molida en la cacerola con el resto de la sopa y revuelva bien con una cuchara de madera.

8. Agregue las hojas de menta picadas , refrigere por 1 hora para que se desarrolle el sabor de la menta.

Tortugas Con Huevos De Codorniz

Ingredientes:

- 8 rebanadas finas de Cheddar

- Hojas de lechuga al gusto

- Sal al gusto, aceite de maní al gusto

- 8 rebanadas de Pan Carrè

- 8 huevos de codorniz

- Pimienta al gusto (opcional)

Direcciones:

1. Primero, cuida la lechuga. Quita las hojas más externas y magras e intenta sacar 16 pequeñas. hojas verdes Enjuagar con agua corriente y reservar Echar un chorrito de aceite en una sartén antiadherente y calentar Cuando haya alcanzado la temperatura

adecuada, empezar a freír los huevos de codorniz en una sartén, cada vez más en la misma sartén Regular de Salpimentar y cuando estén cocidas retirar del fuego suavemente y ponerlas en un plato.

2. Cortar las rebanadas de pan por la mitad, de forma que queden en triángulos.

3. Tostar unos segundos y colocarlas en un plato o bandeja.

4. Añadir las lonchas de queso cortadas en un triángulo sobre el pan (utilicé rebanadas cuadradas delgadas, que luego dividí por la mitad) También coloque una hoja de lechuga y finalmente coloque un huevo de codorniz encima de cada pastel.

5. Puedes agregar una pizca de pimienta al gusto. ¡Disfrute de su comida!

Salmón Especiado Con Quinua Vegetal

Ingredientes:

- 4 hojas frescas de albahaca, cortadas en rodajas finas

- Cáscara de un limón

- ¼ cucharadita de pimienta negra

- 1 cucharadita de comino

- ½ cucharadita de pimentón

- 4 filetes de salmón (5 onzas)

- 8 limones

- ¼ c. De perejil fresco, picado

- 1 c. De quinua sin cocer

- 1 cucharadita de sal, dividida por la mitad

- ¾ c. de pepinos, con las semillas removidas, cortadas en cubitos

- 1 c. de tomates cherry, cortados a la mitad

- ¼ c. De cebolla roja, picada

Direcciones:

1. En una cacerola mediana, agregue la quinua, 2 tazas de agua y ½ cucharadita. De la sal. Caliéntelos hasta que el agua hierva, luego baje la temperatura hasta que hierva a fuego lento. Cubra la sartén y deje que se cocine por 20 minutos o el tiempo que indique el paquete de quinua.

2. Apague la hornilla debajo de la quinua y deje que se asiente, cubrala, durante al menos otros 5 minutos antes de servir.

3. Justo antes de servir, agregue la cebolla, los tomates, los pepinos, las hojas de albahaca y

la ralladura de limón a la quinua y use una cuchara para mezclar todo suavemente.

4. Mientras tanto (mientras se cocina la quinua), prepare el salmón. Encienda el asador del horno a alto y asegúrese de que haya una rejilla en la parte inferior del horno.

5. A un tazón pequeño, agregue los siguientes INGREDIENTES: : pimienta negra, ½ cucharadita de la sal, el comino y el pimentón. Revuélvalos juntos.

6. Coloque papel de aluminio sobre la parte superior de una bandeja para hornear de vidrio o aluminio, luego rocíe con aceite en aerosol antiadherente.

7. Coloque los filetes de salmón en el papel de aluminio. Frote la mezcla de especias sobre la superficie de cada filete (aproximadamente ½ cucharadita de la mezcla de especias por filete).

8. Agregue los limones a los bordes de la sartén cerca del salmón.

9. Cocine el salmón bajo la parrilla durante 8-10 minutos. Tu objetivo es que el salmón se deshaga fácilmente con un tenedor.

10. Espolvoree el salmón con el perejil, luego sírvalo con los limones y el perejil vegetal. ¡A Disfrutar!

www.ingramcontent.com/pod-product-compliance
Lightning Source LLC
Chambersburg PA
CBHW060234030426
42335CB00014B/1455